ÉTUDE

SUR LES

ÉPIDÉMIES DE FIÈVRE JAUNE

AU SÉNÉGAL

PAR

le Dr Augustin REYNAUD

Médecin de la marine

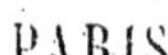

PARIS

TYPOGRAPHIE COLLOMBON ET BRULÉ

22, RUE DE L'ABBAYE, 22

—

1882

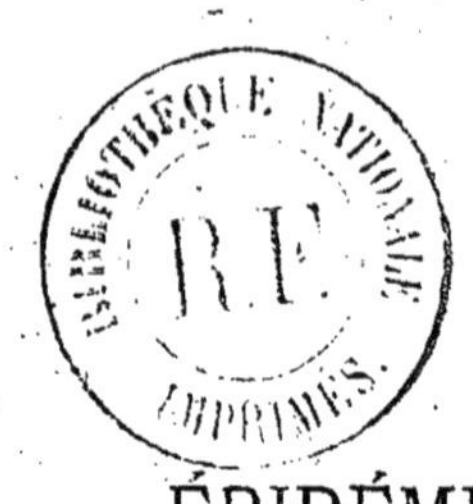

ÉTUDE

SUR LES

ÉPIDÉMIES DE FIÈVRE JAUNE

AU SÉNÉGAL

ÉTUDE

SUR LES

ÉPIDÉMIES DE FIÈVRE JAUNE

AU SÉNÉGAL

PAR

le Dr Augustin REYNAUD

Médecin de la marine

PARIS

TYPOGRAPHIE COLLOMBON ET BRULÉ

22, RUE DE L'ABBAYE, 22

1882

A LA MÉMOIRE DE MA SŒUR

A MON PÈRE, A MA MÈRE, A MES SŒURS

A MES PARENTS

A MES AMIS

A M. BÉRANGER-FÉRAUD

Officier de la Légion d'honneur
Médecin en chef de la marine

A M. LE PROFESSEUR JACCOUD

MON PRÉSIDENT DE THÈSE

ETUDE

SUR LES

EPIDÉMIES DE FIÈVRE JAUNE

AU SÉNÉGAL

INTRODUCTION

La fièvre jaune fait, on le sait, des ravages fréquents dans les pays tropicaux que baigne l'Atlantique et, si elle n'a fait jusqu'ici que de très rares apparitions en Europe, l'extension et la rapidité des communications peuvent faire craindre que l'immunité de notre pays ne soit pas toujours, dans l'avenir, aussi heureuse que par le passé.

Les médecins européens ont, je crois, le devoir de s'occuper de cette maladie, au moins au titre de la prudence et il appartient aux médecins de la marine qui, par les obligations de leur service, sont appelés à observer le typhus amaril, de fournir tous les renseignements, toutes les indications qu'ils peuvent recueillir afin d'apporter à leurs confrères de la métropole des matériaux qui pourront être utilisés pour des travaux d'ensemble.

Désigné au mois de novembre 1878 pour remplacer au Sénégal une des nombreuses victimes de la fièvre jaune, j'ai pu constater, sur les lieux même, la gravité de l'épidémie qui venait de frapper notre colonie et recueillir à ce sujet des renseignements précieux. Il était naturel que je songeasse à utiliser ces renseignements pour faire ma thèse; de plus il m'a semblé que cette question de la fièvre jaune au Sénégal avait un intérêt d'actualité, au moment où l'on étudie les projets d'un chemin de fer transsaharien, destiné à relier cette colonie à l'Algérie; le danger que l'on va créer, pour cette dernière et pour nos ports de la Méditerranée, mérite d'être signalé dès à présent.

Nombre de médecins de la marine ont écrit sur la fièvre jaune au Sénégal, Catel, Calvé, Chevé, Menu-Dessables, Dupuis, Bell, nous ont fourni des documents intéressants sur les épidémies qui ont régné dans ce pays avant 1878; j'en ai aussi trouvé dans le travail que M. le Dr Borius a publié dans les *Archives de médecine navale* (1880) sur la géographie de la Sénégambie.

J'ajouterai que les livres de Dutrouleau (Maladies des Européens dans les pays chauds), de Fonssagrives (Hygiène navale) et de M. Bérenger-Féraud (De la fièvre jaune au Sénégal) m'ont servi de guide pour les diverses questions intéressant mon sujet. Je dois aussi à M. Bérenger-Féraud d'excellents conseils, pour lesquels je lui offre ici mes remerciments sincères. L'Histoire médicale des épidémies de fièvre jaune pendant le XIXe siècle (Arch. de méd. navale, 1880) de M. le Dr Dupont, m'a été de la plus grande utilité.

PLAN DU TRAVAIL.

Il m'était impossible de placer dans le cadre restreint que m'impose la nature de ce travail une monographie complète de la fièvre jaune et comme le côté pratique, c'est-à-dire la préservation de la colonie m'a paru très important, j'en ai fait l'objet principal de mes recherches; c'est de l'histoire des diverses épidémies dont le Sénégal a été le théâtre que j'ai cherché à tirer quelques déductions au point de vue de la prophylaxie; pour rendre compréhensible la marche de la maladie dans cette colonie, j'ai cru nécessaire de placer avant cet historique une description succincte du pays. Je diviserai donc mon sujet de la façon suivante :

1° Géographie succincte du Sénégal et de ses dépendances ;

2° Historique des divers épidémies ;

3° Comparaison des épidémies entre elles, leur mode d'invasion, de la Gambie vers le Sénégal;

4° Discussions des opinions contraires ;

5° Moyens de garantir le Sénégal de la fièvre jaune ou prophylaxie.

I

Géographie succincte du Sénégal et de ses dépendances

Nos possessions de la côte occidentale d'Afrique sont désignées officiellement sous le nom de Sénégal et dépendances ; elles s'étendent du cap Blanc au nord au cap de Sierra-Leone au sud : elles ne forment pas une colonie compacte, mais plutôt un ensemble de comptoirs souvent séparés les uns des autres par des territoires indépendants ou soumis à d'autres nations européennes.

Les fleuves et rivières qui arrosent cette contrée prennent leur source dans les montagnes du Fouta-Djalon et se dirigent de là vers l'Atlantique en suivant des directions différentes; ce sont, en allant du nord au sud: le Sénégal, le Saloum, la Gambie, la Casamance, le Rio-Geba, le Rio-Grande, le Rio-Nunez et la Mellacorée.

Le Sénégal proprement dit est compris entre le fleuve qui lui donne son nom et la Gambie. Il est divisé politiquement en deux arrondissements: le premier est constitué par les postes échelonés sur la rive gauche du fleuve, Saint-Louis en est le chef-lieu ; cette ville est bâtie sur la partie méridionale d'une île basse et sablonneuse à l'embouchure du Sénégal; trois ponts la relient à la terre ferme; elle compte environ 18,000 habitants dont un millier à peine de race blanche, le reste de la population se compose de mulâtres et de noirs ; c'est l'entrepôt des produits qui arrivent du haut Sénégal par le fleuve ou les caravanes et sont l'objet d'un commerce important avec Bordeaux et Marseille, cette place est en communication avec Dakar et Gorée par un service de bateaux à vapeur et des voiliers la mettent en relation fréquente avec le deuxième arrondissement et le bas de la côte (sud de la Gambie).

Les postes du 1er arrondissement sont, en remontant le fleuve et toujours sur la rive gauche: Richard-Toll, à 144 kilomètres de Saint-Louis ; ce poste, aujourd'hui presque abandonné, doit son insalubrité et les fièvres pernicieuses qui le ravagent au voisinage de la rivière Taoueg.

Mérinaghen, poste militaire qui depuis plusieurs années n'a plus de garnison.

Dagana, à 176 kilomètres de Saint-Louis, est un centre important. Podor est un des postes les plus anciens du fleuve ; il est situé sur la partie sud de la grande île à Morfil, formée par la division du fleuve en deux grands bras ; sur cette île s'élèvent encore les deux postes de Saldé et Aeré ; jusqu'à Pador le fleuve est naviguable pendant toute l'année, mais à partir de ce point les communications avec Saint-Louis ne sont possibles, par la voie fluviale, que dans l'intervalle du mois de juin au mois de novembre, grâce aux pluies abondantes qui tombent en cette saison.

Matam est un petit poste très insalubre défendu par quinze hommes de garnison ; il était autrefois commandé par un médecin de la marine qui réside aujourd'hui à Bakel.

Pour arriver à Bakel il faut remonter le fleuve sur un parcours de 769 kilomètres, mais en ligne droite. 250 kilomètres seulement le séparent de Gorée qui se trouve sur la même parallèle ; la garnison de ce poste se compose d'une vingtaine d'Européens et d'un nombre variable d'indigènes. Le village compte 4,000 habitants, tous de race noire; du mois de novembre au mois de juillet, c'est-à-dire pendant la saison sèche, les communications avec Saint-Louis, se font par piétons jusqu'à Podor et de là par le fleuve.

Le poste le plus avancé sur le Haut-Sénégal est celui de Médine à 926 kilomètres de Saint-Louis; sa situation sur une berge escarpée le rend moins insalubre; c'est sur ce point ou un peu au delà, à Bafoulabé, que viendront converger les futures lignes du Niger et du Sahara.

Le premier arrondissement est relié au deuxième par une route de 196 kilomètres de longueur, qui traverse le pays indépendant du Cayor; cette route est défendue par les postes de Gandiol, Bététe, M'Bidjem, Rufisque, Thiès et aboutit à Dakar; M'Bidjem contraste par son insalubrité avec les postes voisins; il doit ce triste privilège au voisinage de la Tamna, grande mare formée par les infiltrations de la mer à travers les dunes du rivage et qui pendant la saison des pluies se transforme en un lac d'eau douce.

Rufisque est un poste très important, au point de vue qui nous occupe, à cause des ses relations fréquentes avec le bas de la côte et Gorée. Thiès est situé dans l'intérieur, à 48 kilomètres dans l'est de Rufisque.

Le deuxième arrondissement s'étend du cap Vert à la Gambie et comprend la presqu'île du cap Vert, l'île de Gorée et quelques postes sur la côte. Dakar, chef-lieu de cet arrondissement, est une ville encore en formation et destinée à remplacer Saint-Louis le jour où le chemin de fer, en cours d'exécution, la réunira aux bouches du Sénégal ; c'est en effet un port commode, abrité par la presqu'île dont il occupe la côte orientale et, par une belle jetée, les navires trouvent ici un abri et des facilités de déchargement tandis que l'état de la mer ne leur permet pas toujours d'arriver à Saint-Louis, à cause du banc de sable qui barre le fleuve à son embouchure. Les paquebots des Messageries maritimes, partant deux fois par mois de Bordeaux pour le Brésil, touchent à Dakar ; quelques navires, provenant des rivières du Sud, viennent aussi mouiller dans ses eaux ; les relations de ce port avec Gorée et Rufisque sont de tous les instants ; les provenances de Rio de Janeiro, comme celles du bas de la côte, doivent être l'objet d'une surveillance attentive de la part du médecin de Dakar.

L'île de Gorée, située à l'est de la presqu'île du cap Vert, est un rocher basaltique dont le plus grand axe ne dépasse pas 800 mètres. Sur ce rocher, dit le Dr. Borius (loc. cit.), la terre, l'eau et l'espace font également défaut. Malgré ces mauvaises conditions, une population de 3,500 individus habite les maisons étroites et mal tenues qui composent la ville ; dans ce nombre on compte à peine 350 Européens, militaires ou civils ;

la plupart de ces derniers rentrent en Europe au moment de l'hivernage (juin) et sont remplacés à Gorée par les traitants qui fuient la funeste influence de la saison des pluies dans les régions du Sud; des navires arrivent alors en grand nombre du bas de la côte, apportant les émigrants et les produits de la traite; cette circonstance a une grande importance dans la question de l'importation de la Fièvre jaune à Gorée, aussi a-t-on placé dans cette île, et comme en avant-garde, le personnel médical le plus complet; ce personnel dispose d'un bel hôpital où sont reçus les militaires de toutes armes et les marins de la station.

Après Rufisque, dont j'ai déjà parlé, on trouve, en descendant la côte : Portudal, centre de commerce important, Joal où réside la mission catholique; ce comptoir fondé par les Portugais, en 1859, est situé à un mille au nord d'une petite rivière, barrée à son embouchure par un banc de sable qui en rend l'accès très difficile.

Le dernier poste du Sénégal proprement dit est celui de Kaolak sur le Saloum; ce poste est établi à 30 lieues environ de l'embouchure de cette rivière qui pendant la saison des pluies et, sur divers points de son parcours, communique avec la Gambie par des marigots; de petits caboteurs peuvent donc se présenter à Gorée ou ailleurs comme venant de Kaolak alors que leur véritable origine est la Gambie ; M Bérenger-Feraud a signalé, dans son livre sur la fièvre jaune, les dangers de ces provenances lorsque l'épidémie sévit dans le Sud et la nécessité d'établir à Kaolak un médecin chargé de surveiller le commerce du Saloum.

DÉPENDANCES DU SÉNÉGAL

Il nous reste maintenant à parler des dépendances du Sénégal situées entre la Gambie et le cap de Sierra-Leone ainsi que des comptoirs anglais et portugais compris dans ces limites ; je ne puis laisser de côté ces établissements étrangers à cause de l'intimité de leurs relations avec les nôtres et de l'importance de cette région quand il s'agit de l'origine des épidémies de typhus amaril qui frappent notre colonie.

Les postes situés sur la Gambie appartiennent à l'Angleterre, ce sont, en remontant la rivière : Sainte-Marie de Bathurst, Albreda, Mac-Carthy.

La ville de Sainte-Marie est bâtie sur une île basse et marécageuse, à l'embourchure de la Gambie ; la population blanche de cette île se compose de quelques négociants Anglais et Français qui, à la saison des pluies émigrent à Gorée. Albreda a été cédé aux Anglais en

1857 ; malgré son heureuse situation sur une colline élevée, c'est un comptoir presque abandonné.

Mac-Carthy est la dernière escale des navires en Gambie, cette ville est située à 275 kilomètres de Sainte-Marie, sur une île basse et fangeuse en partie submergée pendant la marée haute ; les Anglais y résident en petit nombre.

La Casamance qui coule au sud de la Gambie arrose les territoires des deux postes français de Carabane et Sedhiou ; les pluies de l'hivernage forment des flaques d'eau qui font communiquer cette rivière avec celles du Nord et du Sud ; nous avons déjà signalé les inconnients de ces communications en parlant du poste de Kaolak.

L'île de Carabane est à l'embouchure de la Casamance, dans une situation comparable à celle de Sainte-Marie ; elle est cependant plus saine que cette dernière, grâce aux brises régnantes qui entraînent au large les émanations des marais voisins.

Après l'embouchure de la Casamance nous trouvons celle de la rivière de Cacheo qui baigne le poste portugais du même nom.

Plus au sud, vers le 12e parallèle, coulent le Rio-Geba et le Rio-Grande dont les eaux se jettent dans la mer, devant l'archipel portugais des Bissagos ; les îles les plus importantes de ce groupe sont celles de Bissao et de

Boulam ; cette dernière est devenue célèbre dans l'histoire de la fièvre jaune depuis l'expédition de l'anglais Philippe Beaver (1792-1793) qui avait entrepris de la coloniser.

Les bords du Rio-Nunez appartiennent à la France depuis 1865; deux postes y ont été établis : celui de Boké à l'endroit où la rivière cesse d'être naviguable et celui de Victoria, plus près de la mer ; un médecin réside à Boké.

Sur le Rio-Pongo nous ne possédons qu'un comptoir sans importance ; mais à l'embouchure de la Millacorée existe un établissement français où les caboteurs de Gorée viennent en grand nombre faire le commerce des arachides.

Nous arrivons enfin au cap de Sierra-Leone où prospère la colonie la plus considérable de la côte d'Afrique, elle appartient à l'Angleterre et Freetown en est le chef-lieu ; cette ville très insalubre a été le point de départ d'un grand nombre d'épidémies.

« Au cap de Sierra-Leone, dit M. Borius s'arrête la partie de la côte occidentale d'Afrique, en rapport habituel et fréquent avec notre colonie du Sénégal ; » c'est donc ici que doit s'arrêter cette étude topographique, destinée à nous guider dans la marche des épidémies en Sénégambie.

II.

Histoire des Épidémies.

Il faut arriver jusqu'en 1830 pour avoir des documents précis sur les épidémies de fièvre jaune, qui ont ravagé la Sénégambie ; mais si le nom de cette maladie n'a pas été prononcé plus tôt, au nord comme au sud de la Gambie, on ne doit pas en conclure qu'elle faisait alors sa première apparition sur la côte occidentale d'Afrique. Il est probable, en effet, que c'est à cette maladie que se rapportent les récits de Lind touchant certaines épidémies, qui de 1760 à 1769 (1), ravagèrent Sierra-Leone ainsi que la Gambie, et firent des victimes sur les navires qui fréquentaient alors ces parages ; on ignore si, à cette époque, la maladie fut portée à Saint-Louis et à Gorée, mais la tradition rapporte, que dix ans plus tard, au milieu de l'hivernage de 1778, ces villes furent ravagées par une épidémie qui régnait aussi dans les rivières du sud, où elle était encore en

(1) Essai sur les maladies des Européens dans les pays chauds, (trad. française, 1785, tom. I, p. 51).

pleine activité en 1792; c'est en effet à cette époque, qu'eut lieu l'expédition de Beaver dans l'île de Boulam ; cet officier anglais perdit dans cette île les deux tiers des colons qu'il y avait conduits; obligé de rentrer en Angleterre, il vit succomber pendant la traversée, presque tous ses compagnons de voyage, et la maladie dont ces malheureux étaient atteints reçut le nom de fièvre de Boulam ; on pourrait mettre ce désastre sur le compte de la malaria, si on ne savait qu'à San-Iago du cap Vert, le navire *Hankey*, qui ramenait les restes de l'expédition, prit quatre hommes à bord du *Scorpion* et du *Charon*, dont la santé était excellente, et que ces quatre hommes moururent de la maladie qui avait décimé l'équipage du *Hankey*; ce navire et le *Calypso* qui le suivait, portèrent ensuite la fièvre jaune aux Antilles; la guerre avec l'Angleterre empêchant les communications avec le bas de la côte (1), la maladie ne passa pas la Gambie. Elle resta confinée au sud de cette rivière, où il est probable qu'elle continua ses ravages, car de 1795 à 1815, le typhus amaril sévit dans les pays intertropicaux de l'Atlantique et vint jusqu'en Egypte, où elle fut observée par Larrey ; il serait étonnant que la Sénégambie eût joui en cette circonstance du privilège de l'immunité, alors que les régions les plus ré-

(1) **Pays situé entre la Gambie et Sierra-Leone.**

fractaires au développement de la fièvre jaune en étaient infectées; un rapport sur cette maladie signala aux Chambres anglaises, en 1853, un navire négrier, *la Régalia*, qui en 1815, avait apporté le typhus amaril aux Antilles; il est vrai que les conclusions de ce rapport sont favorables à la théorie du développement spontané, mais on trouve dans ce même rapport plusieurs passages qui constatent la présence de la fièvre jaune en Sénégambie (1815-1827), d'où l'on peut conclure que l'épidémie de *la Régalia* avait été contractée à Freetown, son port d'origine. Le rapport publié à Londres, en 1847, par le Dr Bryson, parle de l'épidémie de 1823, mais il n'y est pas question du Sénégal, qui nous fut rendu par l'Angleterre en 1817.

D'après Catel, Chevé, Costet, Menu-Dessables, la maladie ne se serait pas montrée dans cette partie de la Sénégambie depuis cette époque jusqu'en 1830, mais M. Bérenger-Féraud, à qui j'emprunte tous ces renseignements, a trouvé dans les archives de l'hôpital de Saint-Louis quelques observations dans lesquelles il n'est pas parlé de la fièvre jaune, mais où les symptômes de cette maladie sont si bien décrits qu'il est permis de supposer que c'est bien d'elle qu'il s'agissait; ces observations sont contenues dans les rapports mensuels que le médecin de Gorée adressait au médecin en chef à Saint-Louis : la première de ces observations est relative à un matelot du brick de guerre *le Luron*, arrivé de France à Gorée en 1820 ; mais ce cas, resté isolé, n'a pas une grande importance ; dans la seconde il est question de sept malades envoyés au mois d'octobre 1821 à l'hôpital de Gorée par le brick marchand *le Jupiter* et atteints, dit le rapport, de fièvre synoque bilieuse ; six de ces hommes guérirent et le septième « fort, très gros, d'un tempéramment sanguin, et qui avait peur de la mort », mourut le treizième jour ; un vérificateur des douanes de Gorée, M. Boissard, fut atteint le mois suivant de la même fièvre bilieuse et guérit le quatorzième jour ; nous savons qu'à cette époque (Rapport aux Chambres anglaises, loc. cit.), la fièvre jaune règnait dans les rivières du sud ; or, *la Malouine*, navire de guerre français, était arrivée de la Casamance au mois de septembre, et avait envoyé cinq hommes à l'hôpital, ce qui peut faire supposer que c'est de la maladie qu'ils avaient apportée que furent atteints les hommes du *Jupiter* et M. Boissard.

Jusqu'en 1828 l'état sanitaire de Gorée paraît avoir été satisfaisant, mais, au mois de septembre de cette année, les rapports envoyés à Saint-Louis font de nouveau penser au typhus amaril. La canonnière *la Bordelaise*, montée par 50 hommes d'équipage, arriva à Gorée le 16 septembre, après avoir communiqué avec Sierra-Leone où règnait la fièvre jaune ; pendant les dix jours qui suivirent, trente-quatre hommes furent envoyés à l'hôpital, tous atteints, dit le rapport, de gastro-cephalite aiguë, et huit d'entre eux succombèrent quelques jours après ; un passager de ce navire entra aussi à l'hôpital et mourut le lendemain ; quinze hommes de la garnison de Gorée furent atteints de cette même gastro-cephalite et deux en moururent ; devant cette mortalité, ne pouvons-nous pas nous demander, étant connue la provenance de *la Bordelaise* et les symptômes décrits par le rapport, si, en 1828, la fièvre jaune ne s'est point introduite à Gorée sous ce nom de gastro-cephalite ? Quoi qu'il en soit, tout symptôme alarmant disparut avec l'hivernage (1) ; mais au mois de juillet suivant, après l'arrivée à Gorée d'un pirate et d'un négrier capturés dans le sud où règnait encore la fièvre jaune, la mortalité redevint considérable à Gorée. D'après les rapports il y eut pendant le troisième trimestre 1829, 158 malades dont 36 de gastro-cephalite, et 20 de fièvres intermittentes ; 20 de ces malades succombèrent, quatorze d'entre eux appartenaient à la garnison, les autres aux navires mouillés sur rade ; nous savons d'ailleurs par Thévenot (p. 195) qu'il n'y avait alors à Gorée que cent soldats et treize employés européens ; une telle mortalité ne peut s'expliquer que par

(1) Saison de la chaleur et des pluies, — juillet — novembre.

la présence d'une épidémie et, si c'était bien la fièvre jaune qui venait de faire tant de victimes, comme l'état sanitaire du pays en 1828 et du bas de la côte en 1829 peuvent le faire supposer, l'invasion de l'épidémie de 1830 se trouve tout expliquée.

ÉPIDÉMIE DE 1830.

Cette épidémie éclata à Gorée, le 15 juin 1830, jour de la Fête-Dieu et dura jusqu'au milieu du mois d'août, dans cet intervalle 144 personnes, sur 150 Européens, furent atteintes et il en mourut 53; cette maladie se propagea de proche en proche en suivant la route du Cayor jusqu'à Saint-Louis où elle se déclara le 4 août; depuis ce jour, jusqu'au 15 novembre de la même année, il y eut 328 décès sur 650 Européens, parmi les victimes on compte 8 médecins de la marine dont 2 sont morts à Gorée et les 6 autres à Saint-Louis. Tous les documents relatifs à cette épidémie sont contenus dans les Annales maritimes (1832, IIe part., Calvé-Câtel) et dans la thèse inaugurale du docteur Chevé (thèse de Paris, 1835).

ÉPIDÉMIE DE 1837

Depuis 1830, l'état sanitaire avait été bon au Sénégal lorsqu'au mois de juin 1837, une goëlette anglaise, *le Pincher*, vint de Sainte-Marie de Bathurst à Gorée pour demander un médecin. Le docteur Dupuis, à qui nous devons la relation de cette épidémie (in ann. marit. 1838, IIe part.) fut désigné pour se rendre en Gambie où il trouva la fièvre jaune qu'il avait déjà vue aux Antilles; vers la fin du mois de juillet, la maladie ayant perdu de son intensité, il revint à Gorée, mais quelques jours plus tard, de nouveaux cas de fièvre jaune s'étant montrés à Sainte-Marie, plusieurs personnes se réfugièrent à Gorée où le navire qui les portait arriva le 12 août; malgré les recommandations du docteur Dupuis, le navire fut admis en libre pratique et le 21 du même mois, trois de ses passagers étaient déjà morts de la fièvre jaune à l'hôpital de l'île où se trouvaient en traitement, pour fièvres intermittentes, un grand nombre de matelots du brick *la Malouine*, un de ces hommes mourut de la fièvre jaune le 1er septembre, et le brick ayant reçu l'ordre d'appareiller, quelques matelots sortis de l'hôpital vinrent à bord et y apportèrent les germes de l'épidémie. Pendant ce temps la maladie avait frappé la garnison et la population civile, de telle sorte que le 23 novembre, jour où elle cessa ses ravages, on comptait 46 morts sur 160 Européens; 36 autres avaient été atteints. Les noirs et les mulâtres n'eurent pas à souffrir de cette épidémie qui ne vint pas jusqu'à Saint-Louis.

Jusqu'en 1859, on ne trouve au Sénégal d'autres traces de la flèvre jaune que quelques cas isolés et douteux; mais il n'en est pas de même au sud de la Gambie, où dans cet intervalle nous rencontrons souvent la maladie. Je ne ferai que citer l'épidémie de Sierra-Leone (1845), pendant laquelle le navire anglais *l'Eclair*, contracta le typhus amaril et le transporta aux îles du cap Vert (docteur Wiliam, trad. de Guérard, Ann. d'hygiène, 1847, tome 38) où il continua à sévir en 1846; pendant l'année 1847 cette maladie était en pleine activité à Sierra-Leone où elle infecta la frégate *le Grondeur*, qui en porta les germes aux Antilles; en 1852 nous la trouvons à Grand-Bassam où elle est signalée par le docteur Savina de la marine française; cinq ans plus tard (1857), elle passa du Grand-Bassam aux îles Portugaises et de là à Lisbonne (rapp. du docteur Salis).

ÉPIDÉMIE DE 1859

Au mois de juin 1859 on savait à Gorée qu'une épidémie de fièvre jaune faisait de nombreuses victimes à Sierra-Leone et à Sainte-Marie de Bathurst, et en conséquence, l'autorité avait soumis à la quarantaine tous les navires venant de la Gambie et du Sud ; malheureusement ces prescriptions ne furent pas observées et l'aviso *le Rubis*, arrivant de Sainte-Marie à Gorée, fut admis en libre pratique et envoya à l'hôpital deux passsagers atteints de la fièvre jaune, à partir de ce moment la maladie se répandit dans l'île, d'abord sous une forme mal déterminée puis avec tous ses caractères ; au mois de décembre, terme de l'épidémie, le typhus amaril avait fait à Gorée 86 victimes, 122 personnes avaient été atteintes sans compter celles, qui au début de l'épidémie, furent portées sur les registres de l'hôpital avec des diagnostics erronés ; Dakar et Rufisque, où s'étaient fixés depuis peu quelques Européens, furent éprouvés par la maladie qui vint à Saint-Louis par la route du Cayor, et par l'aviso *l'Etoile.*

Suivant l'expression du médecin en chef, à Saint-Louis, il n'y eut dans cette ville que des cas sporadiques de fièvre jaune; on compta à l'hôpital 26 malades et 11 décès. La maladie disparut avec l'hivernage et le Sénégal jouit, pendant les sept années qui suivirent, d'un calme relatif. L'état sanitaire était loin d'être aussi bon au sud de la Gambie : la fièvre jaune régnait dans les postes de Grand-Bassam et Assinie alors occupés par les Français; il est probable qu'elle existait en même à Sierra-Leone où elle était encore en 1864 ; c'est en effet, à cette époque, qu'un navire anglais, parti de Freetown, porta la maladie à Falmouth; cette même année, le thyphus amaril fut signalé à Fernando-Po (golfe de Guinée), à la Praya (îles du cap Vert), et, en 1865, il fut transporté par un navire anglais de Sainte-Marie, en Angleterre (épidémies de Swansea et Lanelly.)

ÉPIDÉMIE DE 1866 (1).

Le voisinage de l'épidémie, officiellement reconnue à Sainte-Marie de Bathurst dès les premiers mois de l'année 1866, devait exciter la vigilance des autorités du Sénégal, ce ne fut cependant qu'à la fin de la saison fraiche, le 1er mai, que les navires, venant du sud

(1) Cedont, médecin de 1re classe. *Arch. Méd. Nav.* T. IX, 1868.

au-delà de Joal, furent soumis à la quarantaine par la commission sanitaire de Gorée ; cette mesure aurait suffi pour conjurer le fléau si on l'avait rigoureusement appliquée ; malheureusement elle ne tarda pas à être violée. Le 15 août deux navires, la *Marie-Antoinette* et la *Fauvette*, venant de Sainte-Marie, furent admis à la libre pratique après une quarantaine de trois jours. Le patron noir de la *Marie-Antoinette* fut mis en prison pour avoir trompé le médecin visiteur sur la nature de sa patente, et, le 15 septembre, un de ses compagnons de cellule était atteint de la fièvre jaune; mais un cas de cette maladie existait déjà à Gorée, c'était celui du soldat Bonne, planton du commandant supérieur, et qui, pour son service, allait chaque jour dans la maison où un des passagers de *la Fauvette* était en traitement; cet homme, convalescent de fièvre jaune, était tombé malade à son arrivée à Gorée, et le médecin qui lui donnait des soins le disait atteint de fièvre bilieuse ; d'après les conversations qu'il a eues avec ce malade, M. Bérenger-Féraud suppose que cette prétendue fièvre bilieuse n'était autre chose qu'une rechute de fièvre jaune. Un grand nombre de personnes qui avaient pénétré dans la chambre du soldat furent atteintes, et le 12 octobre l'épidémie était en pleine activité à Gorée où elle ne s'éteignait que le 25 janvier 1867. « On constata, tant en ville qu'à l'hôpital, 249 cas et 110 décès, ce qui donne une proportion de 44.1 pour 100, des décès aux atteints. » (Dupont, loc. cit.)

Les mesures sanitaires scrupuleusement observées empêchèrent l'épidémie d'envahir Saint-Louis, mais au printemps suivant la surveillance se relâcha et l'épidémie, venue du 2e arrondissement où elle sévit encore en 1867, fit son apparition à l'embouchure du Sénégal.

ÉPIDÉMIE DE 1867.

L'épidémie qui éclata au Sénégal en 1867 eut son origine à Rufisque où couvaient encore les germes de l'épidémie précédente ; deux commerçants venus, l'un de Gorée, en novembre 1866, l'autre de Dakar, en janvier 1867, avaient été atteints de la fièvre jaune, à leur arrivée à Rufisque ; le premier, M. Tachon, avait succombé ; or, c'est précisément dans une chambre qui contenait des meubles ayant appartenu à ces malades, que se montrèrent les premiers cas de typhus amaril en 1867 ; cette chambre fut successivement occupée par MM. Remaury, Weber et Maréchal, le premier fut atteint au mois d'avril et vint mourir à Gorée ; M. Weber, entré dans la maison le 30 juillet, y tomba malade aussitôt et reçut la visite de M. Maréchal qui fut transporté à l'hôpital de Gorée le 2 août et y mourut le lendemain, en même temps que son ami et de la même affection que lui. C'est alors que Rufisque fut mis en quarantaine; mais la fièvre jaune était déjà à Gorée et on la transporta à Saint-Louis, en évacuant sur cette ville la garnison de l'île. Les hommes qui étaient sortis de l'hôpital du 31 juillet au 3 août, c'est-à-dire depuis l'entrée de MM. Weber et Maréchal, partirent par l'aviso l'*Etoile* qui fut chargé de l'évacuation. M. Béranger-Féraud évalue à une dizaine le nombre de ceux qui reçurent leur exeat dans cet intervalle et qui, par conséquent, s'étaient trouvés en contact avec les malades dont nous avons parlé.

Ces troupes arrivèrent à Saint-Louis le 5 août et furent aussitôt dispersées dans les environs; on leur défendit de communiquer avec le chef-lieu, mais cette précaution, bonne en elle-même, était alors illusoire, puisque les passagers civils, qui étaient arrivés à bord de l'*Etoile*, entrèrent librement dans la ville où le typhus amaril ne tarda pas à se montrer. Le premier malade entra à l'hôpital le 14 août; c'était un frère de la doctrine chrétienne, qui succomba deux jours après; comme la goëlette, le *Furet*, venant de Gorée, avait mouillé près de l'établissement occupé par les frères, on l'accusa d'avoir importé la maladie; mais ce navire n'était arrivé que le lendemain de l'entrée du frère à l'hôpital; il portait une patente nette et le lieu où il était mouillé n'était pas plus approché de l'établissement des frères que la caserne d'infanterie où étaient descendus les passagers civils de l'*Etoile*; d'après ce que nous savons sur ces derniers, il est très probable que c'est par leur intermédiaire que la fièvre jaune entra à Saint-Louis, et, en supposant que le *Furet* fût contaminé, tout porte à croire que ce n'est pas lui qui apporta le premier germe de la maladie. Les voisins de la maison des frères furent les premiers atteints et la maladie infecta tout le quartier Sud dont cette maison faisait partie; elle gagna ensuite le quartier Nord, grâce aux visites que les gens de cette partie de la ville faisaient à leurs amis malades. Les troupes de Saint-Louis furent dispersées, mais trop tard, car elles emportèrent avec elles les éléments de l'infection; celles qui restaient à Gorée, furent dirigées sur divers points de la presqu'île du cap Vert où la maladie les suivit; on les dirigea alors sur Portudal, mais tous ces déplacements furent inutiles et la fièvre jaune ne disparut définitivement qu'à l'arrivée de la saison fraîche.

MENACES D'ÉPIDÉMIE EN 1872

C'est au mois de décembre que la fièvre jaune avait pris fin, en 1867; depuis cette époque, jusqu'en 1878, elle ne se montra plus au Sénégal; notre colonie ne dut cette longue immunité qu'aux mesures rigoureuses qui furent prises en 1872. En effet, des bruits alarmants s'étaient répandus à Gorée, dès le début de l'hivernage, au sujet de l'état sanitaire des pays du Sud; ces bruits avaient éveillé l'attention du Conseil de santé de l'île. On savait que plusieurs personnes étaient mortes d'une maladie dont on taisait le nom, mais qui pouvait être la fièvre jaune, d'après les renseignements qu'avaient fournis certaines lettres particulières. La mort, à Sainte-Marie, d'un employé de la maison Maurel, leva tous les doutes, et M. Bérenger-Féraud, alors chef de service, n'hésita pas à demander à la Commission sanitaire l'établissement d'une quarantaine d'observation qui fut décidée et appliquée, en attendant les renseignements officiels qu'on avait demandés au Consul de France en Gambie. On eût bientôt l'occasion d'apprécier l'opportunité de cette mesure : Le 5 octobre arrivait à Gorée un caboteur, *le Baol*, avec deux mulâtres et trois passagers européens, dont deux avaient assisté l'employé qui venait de mourir à Sainte-Marie : malgré les protestations des commerçants intéressés, ce navire fut mis en quarantaine et envoyé, sur la demande du capitaine, au lazaret de Dakar, où il arriva le 8 ; la veille, au soir, un des passagers du *Baol*, avait été si malade qu'on avait dû envoyer à bord un médecin pour y rester en quarantaine ; cet homme mourut le jour de l'arrivée au lazaret, après avoir présenté la couleur jaune de la peau, le délire et les vomissements noirs. Le Dr. K., qui avait été designé pour suivre le *Baol*, fit l'autopsie du cadavre et constata toutes les lésions anatomiques de la fièvre jaune déjà caracactérisée d'un façon suffisante, par les symptômes qui avaient précédés la mort.

Le 10 octobre le deuxième passager tomba malade ; il présenta les mêmes symptômes que son malheureux camarade et mourut le lendemain, l'autopsie vint encore confirmer le diagnostic ; si le troisième passager ne fut pas atteint, il le dut probablement à l'immunité qu'il avait acquise à Buenos-Ayres pendant l'épidémie de 1871, il faut ajouter que n'appartenant pas à la maison Maurel, ce passager n'avait pas cohabité avec la victime du *Sainte-Marie*. C'était donc bien la fièvre jaune que *le Baol* avait apportée de la Gambie et cependant le consul de Bathurst, dont la réponse arriva le 11 octobre, niait formellement l'existence d'une épidémie quelconque dans ce pays, tandis que des lettres particulières annonçaient que la maladie, qui règnait depuis le début de l'hivernage, venait de faire deux nouvelles victimes, le juge et une sœur de charité. M. Bérenger-Féraud a cherché les raisons qui avaient pu pousser cet agent à altérer la vérité, et d'après les renseignements qui lui ont été fournis, l'intérêt commercial menacé par la quarantaine aurait été son seul mobile dans ces tristes circonstances ; cet homme ne tarda pas d'ailleurs à succomber à la maladie qu'il avait si formellement niée et dont l'existence en Gambie fut confirmée par de nouveaux faits. La corvette américaine, *le Charles-Russel*, arrivée du bas de la côte, le 16 octobre, apporta les noms de nouvelles victimes, et un malade de ce bâtiment mourut le soir même après avoir présenté les symptômes de la fièvre jaune. A partir de ce moment de nouvelles mesures furent décidées, et il est à remarquer que l'autorité locale les vota cette fois avec empressement ; on prolongea la quarantaine du *Baol*, on appliqua cette mesure au *Charles-Russel* et à tous les navires provenant des ports situés au-delà de Portudal ; on ordonna la désinfection de tous ces bâtiments, et grâce à ces précautions la fièvre jaune ne vint pas à Gorée. Les nouvelles qui arrivèrent ensuite de Gambie vinrent encore justifier les mesures qu'on avait prises au Sénégal, on sut alors que sur

31 européens existant à Sainte-Marie, à la fin du mois de septembre, 13 étaient morts et que les autres, à l'exception d'un seul qui était convalescent de la fièvre jaune, avaient quitté la colonie anglaise. Le typhus amaril sévissait en même temps à Sierra-Léone où il fit des ravages pendant toute la durée de la saison fraîche ; pendant l'hivernage de 1873 il règnait sur la Côte-d'Or et décimait l'armée anglaise qui faisait la guerre aux Ashantées, mais il ne devait plus se montrer au Sénégal jusqu'en 1878.

ÉPIDÉMIE DE 1878.

Depuis les derniers jours du mois de janvier 1878 on savait à Gorée que l'état sanitaire du bas de la côte laissait à désirer, lorsque le 24 mai un vapeur anglais *le Cameron*, venant de Sainte-Marie de Bathurst, arriva à Gorée avec une patente nette et fut admis en libre pratique, le capitaine qui commandait ce navire n'avait rien dit au médecin visiteur de la présence à bord d'un grand nombre de malades atteints de fièvre rouge ou dengue, affection bénigne, il est vrai, mais qui, par sa rapide dispersion dans l'île, vint préparer le terrain à la fièvre jaune ; presque tout le monde fut atteint de cette fièvre rouge, mais personne ne courut de danger sérieux. Nous verrons la dengue précéder la fièvre jaune à Saint-Louis comme elle l'avait déjà précédée à Sierra-Léone et à Gorée, c'est pourquoi je fais ici mention de cette épidémie qui, dans cette circonstance, a été partout le précurseur du typhus amaril dont les premiers cas, à Sainte-Marie de Bathurst, doivent remonter aux premiers jours du mois de février 1878 ; à cette époque, en effet, un grand nombre de personnes furent atteintes et plusieurs moururent des suites d'une maladie que les gens intéressés à la prospérité du commerce décoraient du nom de fièvre pernicieuse et qui, en réalité, n'était autre chose que la fièvre jaune ; cette maladie ne tarda pas à franchir la Gambie pour envahir tout le pays jusqu'aux rives du Sénégal.

Le 6 juillet, arrivait à Gorée, venant de la Caramance, une jeune mulâtresse, la fille B..., que sa famille avait dirigée sur l'île pour la soustraire aux atteintes de ces prétendues fièvres pernicieuses qui avaient déjà fait de nombreuses victimes dans le pays et ses environs; à peine débarquée, cette enfant tomba malade et deux jours après elle présenta des symptômes si alarmants que ses parents jugèrent prudent de la transporter dans une maison mieux aérée et plus confortable; sa tante et sa grand'mère, les dames T..,, la reçurent chez elles et le 11 juillet, la jeune malade succombait en présentant les symptômes évidents de la fièvre jaune. M. B..., juge au tribunal de Gorée, fréquentait la maison où l'on avait reçu la fille B..., et avait été atteint de la fièvre rouge, dans les premiers jours du mois de juin; complètement guéri de cette affection, il se sentit indisposé après une visite faite le 9 juillet chez les dames T..., son mal n'ayant fait que s'aggraver, il entra à l'hôpital le 11; la forme insidieuse de la maladie fit croire à une atteinte de fièvre paludéenne, et l'amélioration qui ne tarda pas à se montrer, confirma tout le monde dans cette opinion; on croyait même M. B... hors de danger, lorsque le 13, il fut pris d'accidents convulsifs et mourut le soir même. Ce dénouement inattendu fit naître des doutes dans l'esprit du docteur Bellom, médecin de première classe, qui procéda aussitôt à l'autopsie du cadavre et trouva dans les organes, mis à découvert, les lésions caractéristiques de la fièvre jaune; il informa aussitôt son supérieur de Saint-Louis du résultat de ses observations et sa lettre fut lue devant le conseil de santé réuni. Des mesures de précautions furent prises aussitôt, et les troupes reçurent l'ordre, dès le 18 juillet, de se mettre en route pour les différents postes de Rufisque, Thiès, Bel-Air, M'-Bidjem; mais il était déjà trop tard, car à cette époque, la fièvre jaune infectait déjà l'hôpital de Gorée où de nombreux décès avaient eu lieu après la mort de la fille B... et du juge au tribunal; les soldats emportèrent donc avec eux les germes de la maladie qui continua à les décimer dans leurs nouveaux campements; Dakar fut mis en quarantaine par rapport à Gorée, mais la liberté laissée aux noirs de circuler entre ces deux villes, facilita l'importation de la maladie sur la terre ferme où elle fit autant de ravages qu'à Gorée. La troisième victime dans l'île fut un douanier qui mourut le 20 juillet, je ferai remarquer que la caserne des douaniers est voisine de la maison où est mort M. B..., dans la rue Saint-Germain; le quatrième cas se montra quelques jours après et fut encore suivi de mort; c'était un jeune commis de la maison Prosper-Samson que le docteur Bellom soignait pour fièvre rouge et auquel il communiqua la fièvre jaune dont il avait recueilli les germes auprès des malades précédents; ce courageux confrère ne tarda pas d'ailleurs à éprouver les premiers symptômes de l'infection amarile et il succomba le 30 juillet.

A partir de cette époque, les cas furent nombreux à Dakar et à Gorée, et bientôt on ne les compta plus; mais jusque-là, l'état sanitaire de Saint-Louis était resté parfait; plusieurs navires de guerre comme *le Castor*, *le Cygne* et *l'Espadon*, étaient bien venus à Gorée, mais ils s'étaient abstenus de toute communication avec la terre, et grâce à cette mesure rigoureusement observée, ces bâtiments conservèrent leurs équipages en bonne santé. Malheureusement les exigences du service voulurent que l'aviso postal *le Dakar* prit à Gorée un médecin de 2e classe, M. Massola, destiné au poste vacant de Bakel. Le jour de son départ, ce médecin vint prendre congé de ses camarades de service à l'hôpital, et fit un séjour prolongé au milieu des malades qui s'y trouvaient alors en grand nombre ; on dit même qu'il avait assisté à l'autopsie du juge d'instruction, qui était mort le 13 ; toujours est-il qu'après cette visite il renferma dans une malle, les vêtements d'uniforme qu'il avait portés dans la journée, et vint à bord du *Dakar*, qui appareilla pour Saint-Louis, le jour même ; c'était le 15 juillet.

M. Massola tomba malade le lendemain de son arrivée au chef-lieu, et présenta tous les symptômes de la dengue, à peine guéri de cette affection, il reçut l'ordre d'embarquer sur *le Cygne* pour se rendre à Bakel ; quelques jours après son départ, une épidémie de fièvre rouge (dengue) régnait à Saint-Louis, et comme à Gorée, frappait un grand nombre de personnes, sans faire une seule victime. *Le Cygne* arriva à Bakel vers la fin du mois de juillet, et quelques jours après son débarquement, M. Massola fit ouvrir les malles qui renfermaient les vêtements de tenue qu'il portait le jour de sa visite à l'hôpital de Gorée ; l'ordonnance qui avait procédé à cette opération, tomba malade quelques jours après, et mourut le 15 août; en même temps, tout le personnel du poste fut atteint de la même maladie, à l'exception du commandant qui avait eu la fièvre jaune pendant la campagne du Mexique; de tous ces malades, au nombre de dix, un seul survécut, et M. Massola succomba lui-même, le 2 septembre. Sur ces entrefaites, l'aviso *l'Espadon*, était venu à Bakel, et avait eu l'impudence de communiquer librement avec la terre, « le médecin de cet aviso, dit M. Dupont (loc. cit.), fut mandé par son collègue pour examiner quelques malades, dont l'affection lui paraissait étrange; ils diagnostiquèrent: remittente bilieuse. » *L'Espadon* revint ensuite à Saint-Louis, et trois jours après son arrivée, M. Dalmas, médecin de ce bâtiment, entrait à l'hôpital et mourait le 14 août, après avoir présenté les vomissements noirs et tous les autres symptômes de la fièvre jaune; c'est ce médecin qui, pendant son séjour à Bakel, avait été mandé par M. Massola pour visiter les malades du poste; pendant qu'on rendait les derniers devoirs aux restes de M. Dalmas, le médecin en chef, M. Bourgarel recevait du commandant de Bakel, la nouvelle de la mort des soldats du poste. Le commandant comparait dans sa lettre, les symptômes présentés par les malades de Bakel, à ceux qu'il avait observés au Mexique, chez des personnes atteintes du vomito-negro.

Il est donc certain, que la fièvre jaune règnait alors à Saint-Louis et à Bakel, et c'est cependant le moment qu'on choisit pour entreprendre l'expédition de Sabouciré sur le Haut-Sénégal ; cette campagne avait pour but de protéger notre allié Sambala, roi du Khasso, dont la capitale est Médine, contre les attaques de Niamody, roi du Logo qui, par ses incursions incessantes, ruinait notre commerce sur le haut du fleuve, au profit des Anglais, qui l'attiraient sur la Gambie

Le médecin en chef, M. Bourgarel, s'opposa de toutes ses forces au départ des troupes, mais la raison politique prévalut, et le 10 septembre, une colonne composée de 28 officiers, 317 soldats européens et 225 indigènes, prit passage sur les avisos *Castor*, *Cygne* et *Espadon*, pour se rendre à Médine.

La flotille apprit à Podor la mort de M. Massola et n'en continua pas moins sa route sur Bakel où elle arriva le 15, à l'exception de *l'Espadon* resté en arrière pour des motifs qu'on ne connaissait pas; soldats et matelots descendirent librement à terre, malgré les évènements graves qui venaient de s'accomplir dans ce poste; après trois jours d'attente on aperçut enfin *l'Espadon* qui, à son arrivée, expliqua son retard ; cet aviso, dont le médecin venait de mourir de la fièvre jaune à Saint-Louis, avait été obligé de faire de fréquentes relâches pour déposer à terre sept hommes décédés depuis le départ de Podor (12 septembre); l'enseigne de vaisseau qui remplissait à bord les fonctions de second était agonisant et mourait le soir même. On partit cependant le lendemain, et le 19 les troupes débarquaient à Keniou pour se rendre par terre à Sabouciré en passant par Médine.

Le 22 on se trouvait en présence de l'ennemi qui s'était retranché dans le village et que nos soldats délogèrent promptement; cette journée nous coûta 14 morts et 53 blessés. Le lendemain du combat, le commandant en chef de l'expédition recevait l'ordre de retourner à Saint-Louis et surtout de ne pas aller jusqu'à Bakel; comme on le voit, cet ordre arrivait trop tard pour conjurer le danger qu'on voulait éviter, mais on s'empressa cependant de l'exécuter; les blessés partirent les premiers, accompagnés par M. Mathis, médecin de 1re classe, et la colonne les suivit de près; l'embarquement se fit à Keniou, et on reprit le chemin de Saint-Louis. Tous les avisos comptaient beaucoup de malades et le *Castor* en avait perdu plusieurs, mais jusqu'à ce moment tous ces cas avaient été mis sur le compte des accès pernicieux; cependant la situation paraissait tellement anormale que le médecin en chef qui savait ce qui s'était passé à Bakel, à Saint-Louis et à bord de *l'Espadon*, envoya au-devant de la flotille le Dr Danguillecourt qui avait vu la fièvre jaune à la Guyane et lui donna pour mission de faire une enquête sur la nature de la maladie qui régnait à bord des avisos ; ce médecin arriva à Podor le 2 octobre, et y trouva la flottille ; il se rendit le 5 à bord de *l'Espadon* et put y constater deux décès ; il vint ensuite à bord du *Castor* où il passa la nuit suivante ; ce qu'il vit durant cette nuit vint confirmer ses craintes, et dès le matin du 6 octobre, il télégraphiait au gouverneur que la fièvre jaune règnait parmi nos soldats et nos marins ; la réponse de l'autorité ne se fit pas longtemps attendre et les troupes débarquèrent à Dagana et Richard-Toll où le fléau continua ses ravages jusqu'à la fin du mois de novembre ; à cette époque la colonne expéditionnaire qui, au départ de Saint-Louis, le 10 septembre, se composait de 345 hommes n'en comptait plus que 145, et les huit dixièmes des absents avaient été enlevés par la fièvre jaune, les autres étaient morts des suites de leurs blessures. Au chef-lieu l'épidémie dura jusqu'au 17 décembre. Depuis la mort du Dr Dalmas jusqu'à ce jour, 90 européens sur 200 qui se trouvaient à Saint-Louis, avaient succombé. Ces chiffres sont relevés sur les registres de l'état civil de la ville.

A Gorée la population blanche, composée de 1,300 personnes environ, perdit 685 de ses membres, ce qui élève à cinquante pour cent la proportion de la mortalité dans cette ville.

Il y eut peu de cas de fièvre jaune parmi les noirs de Saint-Louis, de la colonne et de Gorée.

Le corps de santé de la marine fut le plus éprouvé, e dix-huit noms, en tête desquels on lit celui de M. le médecin en chef Bourgarel, sont inscrits aujourd'hui sur le monument élevé à Saint-Louis à la mémoire de ces martyrs de la science et du devoir

III

Comparaison des épidémies entre elles. Leur mode d'invasion.

Il s'agit maintenont de tirer des faits que nous venons de raconter quelques conclusions pratiques au point de vue de la prophylaxie.

Dans le cours de cet historique nous avons vú quelquesfois la fièvre jaune transportée de Sierra-Leone aux Antilles et sur le continent américain (Rapport de Lind), mais jamais il n'a été question d'épidémies venant d'Amérique; le fait peut s'être produit, mais le défaut des documents qui le constatent, et la fréquence de la maladie au sud de la Gambie permettent de croire que le typhus amaril est endémique dans ce pays. D'après cette opinion, qui est celle de Dutrouleau, de Pyrn, qui va jusqu'à considérer cette contrée comme la terre originaire de la maladie, de M. Berenger-Féraud et d'un grand nombre de médecins de notre marine, le Sénégal se trouverait, par rapport aux pays du Sud, dans les mêmes conditions que les Antilles, les Guyanes et le Brésil par rapport au littoral du Mexique et de Cuba, c'est-à-dire que le typhus amaril endémique, au sud de la Gambie, serait transporté au Sénégal où il ne naîtrait pas spontanément. Un coup d'œil jeté sur le chemin parcouru par les épidémies dont nous avons fait l'histoire, justifiera cette manière de voir.

Suivant les auteurs qui nous en ont laissé la relation (Câtel, Chevé, Costel), l'épidémie de 1830 aurait pris naissance à Gorée sans y être importée ; mais nous verrons, dans la discussion de leur opinion, que certains faits, consignés dans leurs écrits, mettent ces médecins en contradiction avec eux-mêmes, et qu'il ressort de ces écrits que l'épidémie de 1830 avait bien son origine en Gambie.

Le Dr Dupuis est appelé à Sainte-Marie au commencement de l'année 1837 ; il y trouve la fièvre jaune et revient ensuite à Gorée où, malgré ses observations, un caboteur est admis en libre pratique le 12 août ; la fièvre jaune infecte l'hôpital de l'île où sont reçus les hommes de ce bâtiment; Saint-Louis ne doit son salut qu'à la précocité des fraicheurs et la rareté des communications.

En 1859, c'est encore un médecin, le Dr Salis, qui, de Grand-Bassam, signale le danger; des mesures préservatrices sont prises à Gorée, mais dans le courant du mois d'août la surveillance se relâche, et le *Rubis*, venu de Gambie envoie à l'hôpital des hommes atteints de fièvre jaune; l'épidémie se répand dans l'île, mais cette fois encore, Saint-Louis est préservé.

La fièvre jaune règnait en Gambie et à Sierra-Leone, au commencement de l'année 1866, puisque le 1er mai on imposa des mesures quarantenaires aux navires arrivant du Sud à Gorée; mais ces mesures furent mal observées et un matelot de la *Fauvette* apporta la maladie à Gorée.

C'est de Rufisque qu'est partie l'épidémie de 1867; mais elle y était en germe depuis l'année précédente, car c'est dans une chambre où étaient enfermés des meubles ayant appartenu à des malades de l'épidémie de 1866, que se montrent les premiers cas de fièvre jaune; trois locataires de cette chambre sont atteints successivement et apportent la maladie à Gorée où ils viennent mourir. C'est après ces trois décès que l'aviso *l'Etoile* apporte la garnison de Gorée à Saint-Louis où le typhus amaril apparait aussitôt; cette épidémie est donc la suite de celle qui, en 1866, avait été importée de Gambie à Gorée par la *Fauvette*.

Il est probable qu'on aurait eu de nouvelles pertes à déplorer en 1872 si des précautions rigoureuses n'avaient été prises. Deux navires, le *Baol* et le *Charles-Russel*, arrivés de Gambie avec des malades à bord, furent envoyés au lazaret où trois de leurs passagers moururent de la fièvre jaune qui, cette fois, n'infecta pas la colonie; ce fait prouve l'efficacité des mesures quarentenaires en pareille occasion.

C'est surtout en 1878 qu'on peut suivre la maladie pas à pas dans sa marche vers le Sénégal; partie de la Casamance avec la fille B., elle arrive à Gorée où sa deuxième victime est un juge du tribunal qui s'était trouvé en contact avec la jeune malade; elle vient à Bakel dans le Haut-Sénégal avec le Dr Massola; elle redescend ensuite le fleuve avec l'*Espadon* qui la transmet à Saint-Louis et à la colonne expéditionnaire de Sabouciré.

Les faits que nous venons de résumer tendent donc à prouver que toutes les épidémies dont le Sénégal a été le théâtre jusqu'à ce jour, ne sont pas nées sur place et ont été importées de cette partie de la côte d'Afrique qui est située au sud de la Gambie; mais comme des opinions contraires ont été émises, c'est ici, je crois, le lieu de les exposer et de les discuter.

IV

Discussion des opinions contraires

Chervin faisait de la fièvre jaune une fièvre palustre susceptible de se développer dans tous les pays à marais et même à bord d'un bâtiment par les seules conditions hygiéniques du navire, ce qui est en opposition avec l'idée que nous nous sommes faite de la transmissibilité de cette maladie et de son importabilité; mais il existe cependant entre les maladies paludéennes et la fièvre jaune des caractères, bien tranchés et si les médecins d'Algérie les ont méconnus, c'est que, nous dit Dutrouleau (*in Arch. gén. de médecine, 1853*), les accidents paludéens arrivent souvent comme complication dans la fièvre jaune. Nous trouvons au Sénégal une preuve que les marais ne sont pour rien dans la génération de cette maladie ; en effet, nous avons vu le typhus amaril débuter le plus souvent à Gorée; or il n'y a pas de lieu moins propice à la formation de flaques d'eau que cet îlot basaltique dépourvu de végétation et d'eau douce; il en est de même aux Antilles pour les villes de Saint-Pierre et de la Basse-Terre qui sont cependant placées sur un terrain élevé et dont l'inclinaison favorise l'écoulement des eaux.

La fièvre jaune naît toujours au bord de la mer, et ce n'est que par importation qu'elle pénétre dans l'intérieur des terres, comme cela est arrivé pour Bakel en 1878; les fièvres paludéennes, au contraire, sont plus redoutables sur le Haut-Sénégal qu'à l'embouchure de ce fleuve.

Le typhus amaril ne vient au Sénégal qu'à de longs intervalles et l'on peut marquer le commencement et la fin des épidémies, tandis que les fièvres intermittentes règnent d'une façon continue dans cette colonie.

Le défaut d'acclimatement prédispose les Européens à la fièvrejaune et les derniers arrivés sont les premiers atteints, tandis que ce sont surtout les gens affaiblis par un séjour prolongé dans le pays, qui subissent l'influence des émanations palustres.

Le typhus amaril ne récidive pas, les fièvres intermittentes, au contraire, sont caractérisées par de fréquents retours.

Les symtômes des fièvres intermittentes, varient suivant le type des accès qui n'ont de commun que leur origine, tandis que la fièvre jaune se montre toujours avec ses deux périodes successives d'inflammation et de décomposition; la période inflammatoire a pour caractères une fièvre intense, dont l'acmé hyperthermique s'élève dès le premier jour à 40° et 41°; — l'injection de la face et des yeux qui sont rouges, larmoyants et d'un éclat insolite; — des douleurs sus-orbitaires; — une rachialgie violente qui ressemble à celle de la variole, et a reçu le nom de coup de barre, et enfin des vomissements aqueux ou bilieux qui manquent souvent. Cette première période dure deux ou trois jours, et fait place, le troisième ou le quatrième jour, à une détente générale; pendant quelques heures tout symptôme alarmant a disparu; mais cette période de rémission, justement nommée le mieux de la mort, est bientôt remplacée par une fièvre intense, de l'ictère, des hém rrhagies, des vomissements noirs et tous les phénomènes qui constituent la deuxième phase de la maladie. — Il existe cependant une fièvre paludéenne, qu'un examen superficiel pourrait faire confondre avec la fièvre jaune; je veux parler de la fièvre bilieuse mélanurique; mais dans cette maladie, l'ictère apparaît d'emblée chez des individus anémiés, par de nombreux accès de fièvre intermittente; la fièvre est intermittente ou au moins remittente, et ne présente pas, comme la fièvre jaune, la rémission du troisième jour; la céphalalgie occupe toute la calotte crânienne et n'est pas limitée, comme dans le vomito, à la région sus-orbitaire; les douleurs lombaires diffèrent du coup de barre par leur direction en ceinture; les vomissements sont simplement bilieux ; les urines sont noires dès le début, tandis qu à cette période de la fièvre jaune, les urines ne sont que fébriles.

L'anatomie pathologique de la fièvre jaune, a aussi ses caractères particuliers : le foie est décoloré à la surface et à la coupe; son volume est ordinairement normal, et d'après les récentes recherches de Crevaux, (1877, îles du Salut), et Lota (Martinique, 1869), cet organe a subi la dégénérçscence graissseuse; l'estomac contient très souvent de la matière noire, et l'on trouve dans les divers tissus, les traces de l'ictère et des hémorrhagies; dans les fièvres intermittentes, la rate est toujours augmentée de volume, et cette hypertrophie est une exception dans la fièvre jaune.

Le traitement par la quinine est la pierre de touche qui peut servir à distinguer la fièvre jaune des fièvres paludéennes ; tout puissant pour la guérison de ces dernières, ce médicament n'a aucune influence sur l'évolution du typhus amaril.

Enfin, les fièvres intermittentes ne sont ni transmissibles, ni importables, tandis que la fièvre jaune possède à un haut degré ce triste privilège. Ce dernier caractère différentiel est le plus important pour nous, et c'est pour le bien établir que nous avons cherché les preuves de la nature différente des fièvres à marais et de la maladie qui nous occupe.

D'autres médecins, sans faire de la fièvre jaune une fièvre à marais, soutiennent que cette maladie naît au Sénégal même, sous l'influence de la température et des mauvaises conditions hygiéniques et qu'elle n'est pas transmissible. Cette opinion a été émise par Câtel, Chevé et Costel (loc. cit.), à propos de l'épidémie de 1830; s'appuyant sur ce fait que depuis longtemps aucun navire n'était venu du Sud, ces médecins ont dit que la maladie s'était développée à Gorée; mais ils nous disent en même temps que le typhus amaril avait régné en Gambie l'année précédente, et ils ajoutent que l'épidémie éclata dans l'île le jour de la Fête-Dieu (15 juin) et qu'elle frappa d'abord les gens qui avaient été employés à la construction d'un reposoir dont les tentures étaient restées en magasin depuis la fin de l'hivernage de 1829. Cette circonstance permet de supposer que les germes de la maladie, après avoir couvé à Gorée pendant la saison fraîche, se sont de nouveau développés l'année suivante sous l'influence de la chaleur. Après avoir nié l'importation de la fièvre jaune à Gorée, ces mêmes auteurs nous montrent le chemin que suivit la maladie pour aller de village en village jusqu'à Saint-Louis et ils citent des faits qui pourraient servir à la réfutation de leur doctrine; ils racontent, par exemple, que la boutique d'un marchand, mort de la fièvre jaune, ayant été ouverte, le greffier qui avait rompu les scellés fut atteint de cette maladie; pour expliquer ce cas d'infection ils invoquent les mauvaises odeurs qui s'exhalèrent à l'ouverture du magasin.

Après avoir discuté les faits sur lesquels elle repose on peut faire à cette opinion la même objection qu'à celle des partisans de l'idée de Chervin; en effet, si les mauvaises conditions hygiéniques suffisaient pour engendrer la fièvre jaune, ce n'est pas à Gorée, le point le plus salubre de la côte, que ces épidémies débuteraient ordinairement. La récente apparition du typhus amaril à Saint-Louis semble diminuer la valeur de cet argument; mais d'après les renseignements puisés aux sources les plus autorisées il est certain que les premiers cas de la maladie ont éclaté au mois de juillet 1881, dans des locaux où antérieurement des individus étaient morts de la fièvre jaune; une désinfection imparfaite avait laissé des germes qui, depuis la dernière épidémie, n'attendaient que les conditions favorables pour se multiplier; il s'est donc passé à Saint-Louis, en 1881, ce qui avait eu lieu à Rufisque en 1867, et l'origine première de cette épidémie est encore la Gambie d'où elle est venue en 1878.

V

Prophylaxie.

Après avoir établi que toutes les épidémies de fièvre jaune qui ont régné au Sénégal y sont venues des rivières du sud, il nous reste à étudier les moyens d'arrêter la maladie dans sa marche envahissante et les mesures à prendre lorsque, trompant toute vigilance, elle s'est introduite dans la colonie. Cette étude fera le sujet de deux paragraphes. Dans le premier, nous parlerons des moyens de préserver la colonie avant l'importation de la maladie ; dans le second il sera question des mesures à prendre lorsque le typhus amaril a fai son apparition.

1° MOYENS DE PRÉSERVER LA COLONIE.

Agents sanitaires en Gambie. — La première des conditions pour empêcher la fièvre jaune d'arriver au Sénégal c'est d'être renseigné d'une façon positive sur l'état sanitaire du pays où cette maladie prend naissance. Il serait à désirer qu'on fît pour cette colonie ce qu'on a fait dans le Levant pour préserver l'Europe du choléra indien et de la peste, c'est-à-dire qu'on devrait établir dans les points suspects des agents sanitaires compétents qui seraient chargés de donner l'alarme. Mélier, inspecteur général des services sanitaires, avait, (dans sa relation sur la fièvre jaune à Saint-Nazaire, 1863) demandé l'application de cette mesure pour les provenance d'Amérique, et M. Béranger-Féraud propose d'établir à Sainte-Marie de Bathurst (Gambie) et à Freethown (Sierra-Leone) les agents dont nous parlons; des médecins de la marine pourraient être désignés pour remplir cette mission importante. Nous avons parlé, dans la géographie du Sénégal, des communications possibles du poste de Kaolak avec la Gambie par les mérigots (marais) qui pendant la saison des pluies relient cette rivière au Saloum, la surveillance de ce point dangereux sera donc confiée à un troisième médecin; les rapports de ces trois agents seraient adressés à la commission sanitaire de Gorée. Cette commission, qui fonctionne depuis 1859, se compose d'un certain nombre de fonctionnaires et de notables de l'île, du médecin visiteur chargé de l'arraisonnement des navires et du chef de service de santé qui prend l'initiative de toutes les mesures jugées nécescessaire en cas de danger ; il ne manque à cette institution que des renseignements exacts sur l'état sanitaire du bas de la côte et nous venons d'indiquer le moyen de les lui fournir.

Dispersion des troupes. — Lorsqu'on a été renseigné sur l'existence de la fièvre jaune en Gambie ou au sud de cette rivière, que faut-il faire? La dispersion des troupes sera la première mesure qu'il faudra conseiller à l'autorité, car l'agglomération des hommes joue un rôle important dans la propagation de l'épidémie; nous avons vu les funestes conséquences qu'entraîna cette mauvaise condition pour le corps expéditionnaire de Sabouciré; l'application de cette mesure est encore justifiée par les résultats heureux qu'elle a donnés en 1881; il est à remarquer, comme on l'a écrit de Saint-Louis, que les deux camps occupés avant l'épidémie n'ont pas eu un seul malade et cependant l'un d'eux n'est situé qu'à deux kilomètres de la ville. C'est seulement à Gorée-Dakar et Saint-Louis, où sont réunies en grand nombre des troupes de toutes armes, que cette mesure trouvera son application.

Les lieux vers lesquels se fera cette évacuation doivent présenter de bonnes conditions hygiéniques et n'être pas trop éloignés des centres de garnison afin que les provisions nécessaires à ces troupes, pendant la durée de l'épidémie, puissent y être réunies sans retard et qu'à partir de ce moment toute communication avec l'extérieur soit sévèrement interdite.

Voici quels sont les points qui, dans les environs de Gorée-Dakar et Saint-Louis, paraissent réunir les meilleures conditions pour l'établisssment de ces camps provisoires.

A Gorée-Dakar les troupes pourront être dirigées sur trois points différents : Onakam, Bel-Air el les Madeleines.

Le lieu dit de Ouakam est situé à 6 kilomètres environ dans le N.-O. de Dakar; c'est dans ce quartier et au milieu d'un bois de baobabs (Adansonia digitata. Malvacées) sur un terrain légèrement incliné vers la mer et balayé par la brise du large, que fut établi, en 1878, le campement des compagnies de disciplinaires auxquelles j'étais attaché; une route commencée à cette époque doit aujourd'hui relier ce point à Dakar et faciliter un prompt approvisionnement; on trouvera d'ailleurs de précieuses ressources dans le village noir du voisinage qui fournira l'eau douce de ses citernes et tout ce qui est nécessaire à l'existence d'une troupe de cent hommes environ, pendant une saison. j'ai pu apprécier; les avantages de cette position, bien préférable à celle du jardin de Hann, plus pittoresque sans doute, mais où nos soldats avaient autant souffert de la malaria que de la fièvre jaune.

Le second campement pourra être établi à la pointe de Bel-Air qui s'avance à l'est de la presqu'île du cap Vert, dans la rade de Gorée et à 4 kilomètres environ au nord de Dakar; sur cette pointe, qui domine la rade et les terres voisines, on a construit un fort dont on pourra utiliser les casemates pour le logement des troupes.

Le quartier des Madeleines doit son nom aux îles voisines dont il est séparé par un étroit bras de mer; il est situé à 3 kilomètres environ dans l'ouest de Dakar; sa situation élevée par rapport aux autres points de la presqu'île l'a fait choisir, en 1878, pour l'emplacement d'un troisième camp; malheureusement on n'y trouve aucune espèce d'ombrage et l'eau douce doit être fournie par les citernes de Dakar. Malgré ces inconvénients, l'état sanitaire y fut toujours satisfaisant; c'est pour quoi, en pareille circonstance, *il* conviendra d'utiliser cette position.

Chacun de ces campemente sera occupé par une centaine d'hommes qui seront logés dans des barraques en bois, ces barraques seront brûlées à la fin de l'épidémie si on a pu y constater des cas de fièvre jaune.

A Saint-Louis, les mêmes précautions doivent être prises. D'après les statistiques fournies à M. Bérenger-Féraud par M. Frey, capitaine d'infanterie, la garnison du chef-lieu se composait, en 1873, de 756 hommes, et je ne crois pas que ce chiffre ait beaucoup varié depuis ; c'est donc près de huit groupes de cent hommes qu'il faudrait former dans les environs de la ville, le quartier de Diaoudoun pourrait en recevoir deux, les six autres groupes trouveront un emplacement convenable et suffisant le long du marigot de Lampsar.

Le nombre des médecins étant insuffisant, des ambulances isolées seront installées en dehors des campements, et un seul médecin pourra visiter à cheval plusieurs de ces ambulances. Toutes ces mesures ont été prises au début de l'épidémie en 1878 ; et, quoique tardives, on en a obtenu de bons résultats.

Police sanitaire. — Pendant que l'on s'occupe de la dispersion des troupes, il faut veiller à l'arrivage des navires. Dès que la fièvre jaune est signalée dans le sud, une quarantaine rigoureuse doit être imposée à tous les navires provenant des pays infectés, et des procédés de désinfection seront appliqués à ces navires avant leur admission en libre pratique. Ces mesures quarantenaires et de désinfection varieront suivant que le navire est simplement suspect ou qu'il est infecté.

1° *Navires suspects.* — Lorsque après un examen scrupuleux le médecin visiteur a acquis la certitude qu'il n'y a eu, pendant la traversée, parmi l'équipage ou les passagers, aucun deces ni aucune affection de nature douteuse, le navire visité sera considéré comme suspect et soumis à la quarantaine, dite d'observation. « Si la traversée a duré plus de 14 jours, et si les conditions hygiéniques du bord sont satisfaisantes, la quarantaine d'observation des personnes peut varier de 4 à 5 jours pleins. » (1) La durée de l'incubation de la fièvre jaune variant de deux à six jours, l'application de cette règle met à l'abri de toute surprise. A Gorée, les passagers pourront, s'ils le désirent, purger leur quarantaine au lazaret du cap Manuel (presqu'île du cap Vert). L'autorité sanitaire pourra ordonner le déchargement sanitaire et la désinfection du navire comme dans la quarantaine de rigueur, mais ces mesures ne seront prises qu'après le débarquement des passagers. Si le navire suspect ne faisait qu'une simple escale à Gorée, le débarquement des marchandises serait opéré sur la plage du lazaret avec les précautions que nous indiquerons pour la désinfection des chargements. La quarantaine d'observation sans désinfection commence pour les personnes lorsque la surveillance sanitaire est établie à bord. Dans les cas de désinfection cette quarantaine ne commence qu'à la fin de l'opération.

2° *Navires infectés.* — Doivent être placés dans cette

(1). Ext. du règlement sur la police sanitaire, 13 avril 1874.

catégorie les navires qui, soit au port d'origine, soit pendant la traversée, soit depuis leur arrivée, ont eu des accidents certains ou mêmes probables de typhus amaril. Ces navires seront soumis à la quarantaine, dite de rigueur, laquelle, suivant les règlements sanitaires cités plus haut, « nécessite avant toute opération, le déchargement du navire et le débarquement au lazaret de toutes personnes inutiles à bord. Elle comporte ensuite le déchargement dit sanitaire, c'est-à-dire opéré suivant la nature de sa cargaison, soit au lazaret, soit sur des allèges avec les purifications convenables ; elle exige la désinfection des effets à usage et celle du navire. » C'est donc au lazaret de Dakar seulement que pourra être purgée cette quarantaine ; les navires infectés devront, par conséquent, être dirigés sur ce point pour y être l'objet des mesures prescrites par le règlement.

La quarantaine des malades devra durer dix jours, au moins, après la guérison du dernier d'entre eux. Si le navire infecté n'a débarqué au lazaret que des gens bien portants on s'informera de l'époque où s'est terminé à bord le dernier cas de fièvre jaune et si l'on est certain que ces derniers accidents remontent à plus de quatorze jours et que des mesures hygiéniques ont été prises ensuite, on pourra accorder la libre pratique, cinq jours après l'arrivée au lazaret, car en supposant que la maladie ait été contractée le jour du débarquement, elle aura eu le temps d'éclater pendant cette période de cinq jours qui est la durée normale de son incubation.

Pour les personnes demeurées à bord, la quarantaine ne commence qu'après la désinfection du navire et sa durée est encore ici de cinq à sept jours pleins.

Désinfection des navires. — La désinfection devra porter : 1° Sur les hardes et effets à usage ; 2° Sur le chargement ; 3° Sur le navire lui-même.

1° Hardes et effets à usage. — Ces objets, s'ils appartiennent à des passagers ou matelots non malades, seront étalés à l'air, lavés ou fumigés, suivant que le médecin le jugera convenable. Si ces matelots ou passagers sont destinés au lazaret, ils ne pourront y pénétrer sans avoir pris un bain et soumis tous leurs effets aux mesures prescrites ; jusqu'à ce moment ils camperont dans les environs du débarcadère. Les malades seront immédiatement reçus dans cette partie du lazaret qui leur est réservée et, après la guérison, on fera subir à tous leurs effets des lavages à l'eau chaude et la fumigation ; ils ne pourront communiquer avec les autres passagers que cinq jours après cette dernière opération qui se pratique de la façon suivante : dans un coffre en bois, on place une cuvette remplie d'acide phénique pur et au-dessus on dispose toutes les hardes appartenant au malade ; on a soin de ne pas les tasser pour permettre à l'air, chargé de la matière désinfectante, de circuler entre elles, on ferme ensuite hermétiquement le coffre pour ne l'ouvrir que deux heures après.

Ce temps écoulé, on retire les hardes, et on les expose à l'air pendant quelques heures, à défaut d'acide phénique, on pourrait se servir de l'acide sulfureux en brûlant du soufre dans le coffre, si les objets ne sont pas altérables, on pourra aussi utiliser les fumigations guytoniennes, ainsi composées : chlorure de sodium 300, bioxyde de manganèse 100, acide sulfurique 200, eau 200 ; on peut avec ce mélange désinfecter un espace de 100 mètres cubes.

2° *Chargement.* Le règlement de 1874, divise en trois classes les objets qui peuvent composer un chargement.

La première est composée d'objets dits *susceptibles*, soumis à une désinfection obligatoire; outre les effets dont il a déjà été question, cette classe comprend les drilles, chiffons, cuirs, peaux, plumes, crins, les débris d'animaux; la laine et les matières de soie. Le coton, le lin, le chanvre font partie de la deuxième classe, pour laquelle la désinfection est facultative ; les lettres, papiers et paquets entrent dans cette catégorie. La troisième classe comprend les substances ou objets, dits *non susceptibles*, ce sont : les objets neufs manufacturés, les grains et autres substances alimentaires, les bois, les résines, les gommes, les métaux et tout ce qui n'est pas compris dans les deux premières catégories. Les arachides (légumineuses) et les gommes, qui font l'objet d'un si grand commerce au Sénégal, appartiennent à cette classe. Qu'elles soient susceptibles ou non, les marchandises devront être débarquées pour être désinfectées, ou pour permettre la désinfection du navire.

Voici comment Melier (loc. cit.) procède au déchargement, qui dans le cas présent, se fera encore sur la plage du lazaret ; après avoir badigeonné les parties du navire à découvert avec une solution de une partie de chlorure de chaux pour sept parties d'eau, il enlève chaque jour un plan des caisses, colis ou ballots qui composent le chargement et badigeonne la place restée vide avec la même solution ; quant aux colis ils sont à leur tour badigeonnés s'ils contiennent des matières susceptibles, ou simplement exposés à l'air dans le cas contraire. La solution de chlorure de chaux pourra être remplacé par des solutions à 25 0/0 de sulfate de fer ou d'acide phénique à 5 0/0.

Le déchargement opéré on procèdera ensuite à la désinfection des matières débarquées. Les matières susceptibles seront étalées dans une chambre hermétiquement fermées et traitées comme les hardes et effets par l'acide sulfureux ou les vapeurs d'acide phénique. Pour les matières peu susceptibles, on pourra se contenter de lavages avec les solutions dont nous avons donné la formule. Les lettres, papiers et paquets seront traités différemment suivant qu'ils proviendront des pays infectés ou qu'ils auront été recueillis en route dans des pays sains ; dans le premier cas les paquets seront ouverts et traités par des pulvérisations phéniquées ; dans le second on pourra se borner à faire subir ce traitement à l'enveloppe extérieure. Ce n'est qu'après avoir subi ces diverses opérations que les marchandises pourront être reçues sur les marchés du Sénégal ou expédiées en Europe.

3° *Navires.* — Après avoir débarqué au lazaret, ses passagers, son chargement et la partie de l'équipage qui n'est pas indispensable aux mesures de désinfection, le navire sera conduit en rade de Gorée-Dakar, et mouillé le plus loin possible de ces deux villes ; on l'affourchera de façon à ce qu'il reçoive la brise par le flanc et toutes ses ouvertures seront disposées de manière à laisser à l'air un libre accès. Les navires à vapeur pourront, en chauffant quelques heures par jour, augmenter l'aération par le tirage de leur ch minée (Fonssagrives. loc. cit.), et on utilisera tous les appareils de ventilation dont on peut disposer: Il ne suffit pas de chasser par la ventilation les germes suspendus dans l'atmosphère du navire, il faut encore tuer ceux dont la coque est imprégnée ; voici les procédés utilisés dans ce but; je ne parlerai que pour mémoire du sabordement qui consiste à couler le navire infecté ; ce moyen de désinfection appliqué avec succès par Mélier (loc. cit.) sur le navire l'*Anne-Marie* (1861), du port de Nantes, n'est pas pratique au Sénégal où l'on ne trouverait pas des moyens suffisants pour relever le navire coulé; il en est de même du flambage au gaz proposé par M. de Lapparent et recommandé par M. Leroy de Méricourt (*in. Bul. Acad. Méd. janv. 1865*), car le combustible nécessaire à l'opération fait absolument défaut dans le pays. Il faudra donc avoir recours au procédé suivant : On commencera par désinfecter l'air de la cale, afin que les opérateurs puissent séjourner sans danger ; pour cela, on fera dans ce milieu des fumigations guytoniennes, pendant 24 heures; si l'on avait pas à sa disposition les éléments de ces fumigations il faudrait ne faire descendre que des gens munis d'appareils plongeurs ; on prendra ensuite au grattage de toutes les parties de la muraille qui sont accessibles, puis on badigeonnera cette surface mise à vif avec la solution phéniquée et on procédera ensuite à l'assèchement du navire par la ventilation, raient pas les ressources nécessaires pour rentrer en Europe, feraient bien mieux de fréter en commun un navire léger qui les transporterait, soit aux îles du cap Vert, soit sur un point de la côte encore indemne.

Tous les effets ou objets de literie ayant appartenu aux malades et mis en contact avec eux doivent être brûlés. Lorsqu'un décès est constaté, il serait prudent de procéder sans retard à l'inhumation du cadavre, sans attendre l'expiration des délais réglementaires; mais cette mesure ne doit être appliquée que par ordre du commandant. Dans son mémoire sur les épidémies de Gorée, M. Bérenger-Féraud, conseille de remplacer l'inhumation des victimes de la fièvre jaune par l'immersion telle qu'elle se pratique en pleine mer pour les marins décédés; il se propose d'éviter ainsi « l'infection par le cadavre, du restant de la ville et le renouvellement des épidémies, soit par l'exhumation, soit par les travaux de terrassement exécutés dans les cimetières, » et j'ajouterai par l'exhalation des miasmes putrides à travers les pores de ce sol sablonneux. Il est une autre mesure, qui, si elle entrait enfin dans nos mœurs européennes, trouverait, au milieu de ces désastres, une utile application; je veux parler de la crémation, qui en supprimant un danger pour la colonie, permettrait de rendre aux familles de précieux souvenirs.

CONCLUSION.

Dans ce court exposé, j'ai essayé de prouver, d'après l'histoire des épidémies, que la fièvre jaune est chaque fois importée au Sénégal et qu'elle vient de la Gambie et des pays situés au sud de cette rivière.

J'ai discuté les principales opinions qui sont contraires à celle que j'avance.

Et enfin, j'ai indiqué les mesures sanitaires, qui me semblent les plus efficaces pour arrêter la maladie dans sa marche vers notre colonie, ainsi que les précautions à prendre en temps d'épidémie.

Paris Typ. Collombon et Brûlé, rue de l'Abbaye, 22.

333